BEI GRIN MACHT SICH IHR
WISSEN BEZAHLT

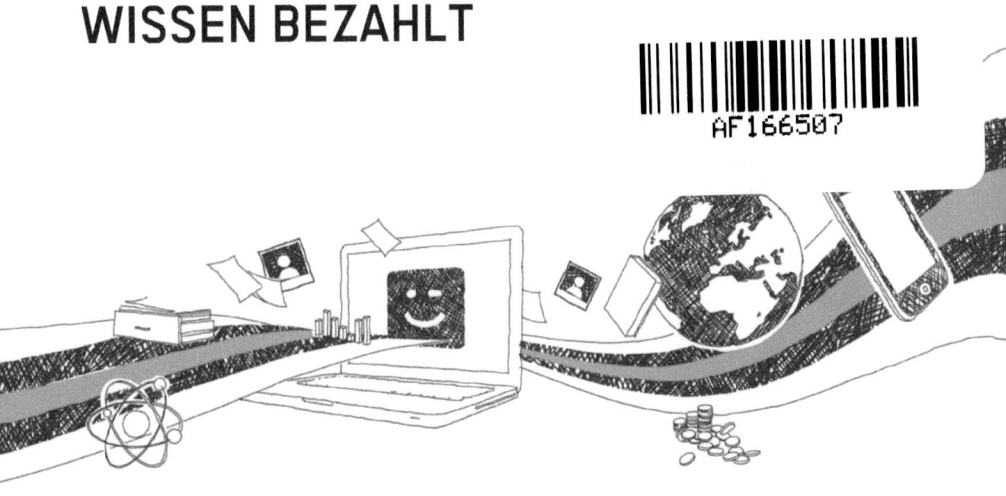
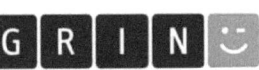

Bibliografische Information der Deutschen Nationalbibliothek:

Die Deutsche Bibliothek verzeichnet diese Publikation in der Deutschen National-
bibliografie; detaillierte bibliografische Daten sind im Internet über http://dnb.d-
nb.de/ abrufbar.

Impressum:

Copyright © 2018 GRIN Verlag
Druck und Bindung: Books on Demand GmbH, Norderstedt Germany
ISBN: 9783346134318

Dieses Buch bei GRIN:

https://www.grin.com/document/520963

Franziska Horn

Die Suchthilfe im Spannungsverhältnis zwischen Selbstverantwortung, gesellschaftlichen Bewertungen und staatlicher Einflussnahme

GRIN Verlag

Suchthilfe

Das Spannungsverhältnis zwischen der Selbstverantwortung von
Abhängigkeitserkrankten, den gesellschaftlichen Bewertungen und
staatlicher Einflussnahme

Vorgelegt von   Franziska Horn

Modul   Ethische und sozialphilosophische Grundlagen der
sozialen Arbeit;
Einführung in Ethik

DIPLOMA Hochschule

Inhaltsverzeichnis

1. Einleitung ....- 2 -

2. Theoretische Grundlagen ....- 3 -

2.1 Unterscheidungen suchtrelevanter Begrifflichkeiten ....- 3 -

2.2 Folgen der Abhängigkeit ....- 4 -

2.3 Zuständigkeiten, Leistungen und Rechtslage in der Suchthilfe ....- 5 -

3. Sucht, Gesellschaft und ethische Debatten......................................- 5 -

3.1 gesellschaftliche Ansichten am Beispiel des Moralischen Suchtmodells .....- 5 -

3.2 Ansichten zum Thema Rückfall ....- 7 -

3.3 begünstigende Einflussfaktoren für eine Suchtkarriere ....- 7 -

3.3.1 Einfluss durch die Familie...- 8 -

3.3.2 Einfluss durch die Gesellschaft, am Beispiel der Medien...................- 8 -

3.4 gesellschaftliche Nutzen von Suchtmitteln ....- 9 -

4. Notwendigkeit der Suchthilfe ....- 10 -

4.1 das Medizinische Suchtmodell..- 10 -

4.2 das Tripelmandat als Arbeitsgrundlage ....- 10 -

5. Aufgaben in der Sozialen Arbeit..- 12 -

6. Fazit ....- 13 -

Anhangsverzeichnis...- 14 -

Glossar

Anorexia Nervosa	**Magersucht.** Betroffene haben krankhaftes Bedürfnis ihr Gewicht zu reduzieren (vgl. ICD-10 F50.0).
BtMG	**Betäubungsmittelgesetz** - Gesetz über Verkehr mit Betäubungsmitteln. Darin beinhaltet sind Erlaubnisse, Pflichten bei Verkehr, die Regelung der Überwachung, Vorschriften für Behörden sowie Straftaten und Ordnungswidrigkeiten.
Bulimia Nervosa	**Ess-Brech-Sucht.** Betroffene leiden unter unkontrollierbaren Essanfällen, im Anschluss übergeben sie sich (vgl. ICD-10 F50.2).
Craving	**Suchtdruck.** Starkes Verlangen nach einer Substanz. Dieses Gefühl wird oft für Rückfälle verantwortlich gemacht.
Crystal Meth	**Methamphetamin.**
ICD-10	**International Statistical Classification of Diseases and Related Health Problems.** Dt. Übersetzung: Internationale Klassifikation psychischer Störungen, Weltgesundheitsorganisation (WHO).
Polytoxikomanie	**Mehrfachabhängigkeit.** Betroffene konsumieren mindestens zwei verschiedene Substanzen gleichzeitig, bzw. sind von diesen abhängig.
Prävention	**Vorbeugende Maßnahmen.** Diese sollen soziale Probleme, in diesem Fall den übermäßigen Konsum von Suchtstoffen, verhindern bzw. reduzieren.

1. Einleitung

Jiddu Krishnamurti sagte einmal: „Wir haben die Fähigkeit und die Energie verloren, aus unseren eigenen Handlungen zu lernen. Wir aber -nicht die Gesellschaft und schon gar nicht die Politiker- sind letztlich verantwortlich für unsere Handlungen und auch dafür, aus ihnen zu lernen." Nur wäre es nicht zu einfach, wenn wir sagen, die Gesellschaft und der Staat tragen für die Handlungen ihrer Bürger keine Verantwortung, wenn sie doch, wenn auch subtil, auf das Verhalten der Menschen Einfluss nehmen? Wie ist es möglich dieses Verhalten moralisch zu hinterfragen bzw. ist es überhaupt möglich staatliche Einflüsse ethisch zu vertreten? Welchen Nutzen haben Abhängigkeitserkrankte und Suchtmittel für die Gesellschaft überhaupt? Also inwieweit begünstigt der Staat die Entwicklung von Süchten? Mit diesen Themen soll sich diese Arbeit befassen. Es werden dabei nicht ausschließlich politische Einflüsse beachtet, sondern auch die soziale Beeinflussung denen Kinder und Jugendliche im familiären Rahmen unterliegen. Zum anderen werden umfassende gesellschaftliche Ansichten zu den Themen Sucht und möglichen Auffassungen zu Rückfällen beleuchtet. Dabei wird das Spannungsverhältnis zwischen Individuum und Staat betrachtet und wie dieses in Zusammenhang steht. Außerdem soll geklärt werden, inwieweit ein abhängiges Individuum, mit klarer Krankheitsdiagnostik, Hilfe in Anspruch nehmen und wie sich diese gestalten kann. Wieso gibt es Suchthilfe überhaupt, wenn doch der einzelne Mensch aus Sicht der Gesellschaft, vermutlich selbst dafür verantwortlich ist? Der letzte Abschnitt beschäftigt sich vor allem mit den Leistungs- und Arbeitsbereichen der Sozialarbeiter und wie wichtig deren umfassende Wissensaneignung in diesem Bereich, auch außerhalb der direkten Suchthilfe, ist. Ziel ist es, sowohl den Umgang mit der Krankheit selbst, als auch mit dem einzelnen Abhängigen kritisch zu beleuchten und gesellschaftliche Einflüsse aufzuschlüsseln. Dabei geht es vor allem um Aufklärung und die Entwicklung von Verständnis gegenüber den Betroffenen, denn dies kommt nach Meinung der Verfasserin zu kurz bzw. ist von Vorurteilen und Stigmatisierungen geprägt. Vor allem die Sensibilisierung der Bevölkerung auf stoffungebundene Süchte steht hier im Vordergrund. Die Wahrnehmung und dessen Existenz ist kaum in die Köpfe der Menschen vorgedrungen und bedarf dringender Aufklärung und Information.

2. Theoretische Grundlagen

2.1 Unterscheidungen suchtrelevanter Begrifflichkeiten

Dieses Kapitel gibt Aufschluss über suchtrelevante Begriffe, die zu einem besseren Verständnis der jeweiligen Unterscheidungskriterien führen. Der normale Gebrauch von Substanzen kann eine hilfreiche und förderliche Wirkung haben. Normaler Gebrauch definiert sich hierbei über die gesellschaftlichen und sozialen Bedingungen, durch jeweilige kulturelle Bestimmungen. Das heißt, dass jede Kultur selbst bestimmt, welche Art des Konsums als normal bewertet werden. Der Genuss spielt im Zusammenhang mit normalem Konsum eine wichtige Rolle. Genuss dient zur Gesunderhaltung des Körpers und der Seele. So wird von normalem Gebrauch gesprochen, wenn für das Individuum keine persönlichen und gesundheitlichen Schädigungen oder Beeinträchtigungen durch den Konsum zu erwarten sind. Paracelsus[1] entwickelte dafür sieben Regeln des Genusses.[2] Ferner werden Substanzen missbräuchlich eingesetzt. Von Missbrauch bzw. schädlichem Gebrauch spricht man, wenn eine Substanz nicht zum Zweck des Genusses, sondern bspw. aus Gründen der Verbesserung der emotionalen Stimmung gezielt eingesetzt wird.[3] Wenn eine Person regelmäßig konsumiert und einen Suchtstoff missbräuchlich einsetzt, folgt eine Gewöhnung an die Wirkung des Suchtstoffs. Dennoch kommt es noch nicht zwingend zur Toleranzentwicklung/Dosissteigerung und/oder zu Entzugserscheinungen, bei Absetzen der Substanz. Diese beiden Kriterien sind Indikatoren für ein vorhandenes Abhängigkeitssyndrom, zu dem außerdem ein starkes Verlangen nach dem Stoff, Kontrollverlust, Vernachlässigung wichtiger Aufgaben und Pflichten sowie anhaltendem Substanzgebrauch, trotz bereits eindeutig schädlicher Folgen für den Konsumenten gehören.[4] Der Begriff Sucht[5] ist weit verbreitet und stellt vor allem den Bezug zu seelischen und sozialen Beeinträchtigungen her. Heute benutzt man hauptsächlich den Begriff Abhängigkeit, der den notwendigen medizinischen Aspekt der Problematik einbezieht. Die Abhängigkeit in ihrer Ganzheit zu definieren scheint

---

[1] Anmerkung: Paracelsus war als Arzt tätig (16.JH) und beschäftigte sich mit der Nutzung von natürlichen/pflanzlichen Mittel zur medizinischen Behandlung von Erkrankungen – betrachtete den menschlichen Körper ganzheitlich
[2] siehe Anhang 1
[3] vgl. ICD-10 F1x.1 schädlicher Gebrauch - siehe Anhang 2
[4] vgl. ICD-10 F1x.2 Abhängigkeitssyndrom – diagnostische Kriterien siehe Anhang 3
[5] Die WHO ersetzte den Begriff Sucht 1964 durch den Begriff Abhängigkeit, vgl. TOMM-BUB, BURKHARD, 1992, S.11

durch die vielfältigen Erscheinungsformen schwierig. Deshalb bieten die diagnostischen Kriterien im ICD-10 eine Übersicht dessen, was erfüllt sein muss, um von Abhängigkeit zu sprechen. Wichtig zu bemerken ist, dass drei oder mehr dieser Kriterien gleichzeitig über den Zeitraum eines Monats vorhanden sein müssen, damit die Diagnostik der Abhängigkeit erfüllt ist.[6] Die WHO[7] definiert den Begriff Drogenabhängigkeit als Zustand der seelischen und/oder körperlichen Abhängigkeit, die aufgrund langanhaltender Einnahme einer Substanz hervorgerufen wird.[8] Kritik an dieser Definition bietet wohl der Gesichtspunkt, dass nicht nur Substanzen Suchtpotenzial haben, sondern auch Verhaltensweisen süchtig machen, die sogenannten stoffungebundenen Süchte. Dazu zählen beispielsweise Internet-, Sport-, Kauf-, Putz- und Arbeitssucht, genauso wie Anorexia und Bulimia Nervosa. Auch wenn bei dieser Art der Sucht keine Substanz eingenommen wird, so sind Zustand und Situation der Betroffenen gleichermaßen schwierig und belastend.[9] Ob stoffgebunden oder – ungebunden spielt bei der Entwicklung der Sucht keine Rolle. Die Ursachen für die Entstehung sind individuell, trotzdem entwickelt sich die Abhängigkeit immer in den gleichen Schritten.

2.2 Folgen der Abhängigkeit

Folgen der Abhängigkeit können weitreichend sein. Sie reichen von der Veränderung der eigenen Persönlichkeit, über finanzielle Belastungen und Schulden bis hin zu irreversiblen körperlichen Schädigungen. Diese können für alle Beteiligten, sowohl für den Süchtigen selbst, als auch dessen Angehörige, erheblich sein. Der finanzielle und gesundheitliche Gesichtspunkt spielen dabei die wichtigste Rolle.[10] Auch für die Gesellschaft und den Staat haben stoffgebundene Süchte Folgen. Zum einen werden viele Drogenabhängige kriminell um ihren Konsum auf Dauer finanzieren zu können, wenn eigene Mittel erschöpft sind.[11] Das beinhaltet vor allem die Ausgabe staatlicher Mittel zur Bekämpfung und Aufklärung von Verbrechen und Kosten zur Vorbeugung von

---

[6] vgl. ICD-10 F1x.2 Abhängigkeitssyndrom
[7] World Health Organisation - Weltgesundheitsorganisation
[8] vgl. TOMM-BUB, BURKHARD, 1992, S. 11
[9] vgl. weiterführende Literatur zu dem Thema stoffungebundene Süchte, im Literaturverzeichnis GROSS, WERNER 2003
[10] vgl. weiterführende Literatur zu dem Thema am Bespiel der Alkoholabhängigkeit, im Literaturverzeichnis FEUERLEIN, KÜFNER, SOYKA 1998
[11] siehe Anhang 4

Kriminalität. Zum anderen entstehen auch Kosten für die therapeutischen Maßnahmen zur Rehabilitation und die Behandlung von gesundheitlichen Folgeschäden, wie Krebs, Organschäden und geistige Beeinträchtigung. Aber auch emotionale Folgen können Süchte haben. Die Betroffenen werden von Außenstehenden oft stigmatisiert, erfahren Ausgrenzung und isolieren sich vom bestehenden sozialen Umfeld. Daraus folgt, dass sie nur noch Kontakt zu anderen Suchtmittelabhängigen oder ihrem Dealer haben. Das wiederrum führt dazu, dass ein Ausstieg aus diesem Milieu noch schwerer fällt.

2.3 Zuständigkeiten, Leistungen und Rechtslage in der Suchthilfe

Die Zuständigkeiten obliegen vorwiegend den örtlichen Gesundheitsämtern und   - behörden. Außerdem den Trägern der öffentlichen Jugendhilfe, Sozialhilfe und Schulen.[12] Auch werden Hilfen durch christliche Träger installiert, dazu gehören der Caritas Verband und die Diakonie. Die Leistungen der Suchthilfe entsprechen Maßnahmen zur Prävention von Suchtgefährdung und beinhalten die Beratung sowie Betreuung von Abhängigkeitserkrankten. Eine Übersicht zu rechtlichen Bestimmungen und gesetzlichen Regelungen finden sich auf verschiedenen Ebenen. Sei es durch Gesetze des öffentlichen Gesundheitsdienstes, das Sozialhilfegesetz oder durch das Kinder- und Jugendhilfegesetz.[13] Die Bereiche decken sowohl die Reha und Behandlung, als auch Rahmenbedingungen der Suchthilfe und mögliche Schutzmaßnahmen. Das BtMG hingegen gibt Auskunft über Besitz, Kauf und Vertrieb einzelner Substanzen. Hier werden alle Arznei- und Betäubungsmittel aufgelistet und nach Legalität und Illegalität differenziert.[14]

3. Sucht, Gesellschaft und ethische Debatten

3.1 gesellschaftliche Ansichten am Beispiel des Moralischen Suchtmodells

Sucht wird immer ein gesellschaftliches und politisches Thema sein. Mithilfe von Modellen[15] versuchen wir Denkmuster zu ordnen und die Vielfalt der vorhandenen Ansichten zu systematisieren. Das Moralische Suchtmodell ist wohl das älteste und weit

---

[12] vgl. BELL, 2014, S. 413
[13] vgl. BELL, 2014, S. 413-417, siehe Anhang 5
[14] siehe Anhang 6
[15] Anmerkung - weitere Suchtmodelle: Medizinisches Suchtmodell (siehe 4.1), Selbsthilfemodell und das sozial-kognitive Modell, siehe Anhang 7 und 8

verbreitetste Modell mit dem sich Menschen identifizieren, wenn sie über die Sucht nachdenken. Dieses Modell besagt, dass ein Süchtiger mit einem starken Willen durchaus in der Lage ist, selbst Verantwortung für Therapie und Genesung zu übernehmen. Es besagt, dass Süchtige im Allgemeinen einen schwachen Charakter besitzen. Die Betroffenen werden moralisch verurteilt für ihre Abhängigkeit und komplett selbst in die Verantwortung genommen.[16] Dabei geht es weniger um den eigentlichen Konsum, sondern um das Verhalten des Abhängigen und die verminderte Steuerfähigkeit durch die Menge des Stoffes. Süchte werden in der Gesellschaft anhand ihres Stellenwertes unterschieden. Zum einen spricht man von gesellschaftlich anerkannten Süchten, bei denen es sich ausschließlich um stoffungebundene Süchte handelt. Diese genießen zumeist sogar Anerkennung durch andere. Selbst dann, wenn es für die Betroffenen bereits schädliche Ausmaße annimmt. Am häufigsten anerkannt sind Putzsucht, Arbeits- und Sportsucht. Hierfür werden die Abhängigen nicht negativ verurteilt, sondern gelobt. Das Problem dafür liegt allerdings darin, dass die Gesellschaft zu wenig aufgeklärt ist, über stoffungebundene Süchte und sie als diese gar nicht oder als positiv wahrnimmt. Zum anderen gibt es gesellschaftlich tolerierte Süchte, wie Tabak-, Medikamenten- und Mediensucht. Diese werden zwar als solche wahrgenommen, jedoch nicht als gesellschaftlich schädigend betrachtet. Volkswirtschaftliche Schäden, die durch Folgeerkrankungen entstehen, werden dabei oft außer Acht gelassen. Der Konsum von illegalen Substanzen wird dagegen gesellschaftlich geächtet. Dazu zählen vor allem Stoffe[17], bei dem der Konsum für Nichtkonsumenten nicht nachvollziehbar ist. Bei geächteten Süchten tritt vor allem wieder das Moralische Suchtmodell in den Vordergrund, bei dem der Betroffene in den Hintergrund und vordergründig sein unsittliches Verhalten bemerkt wird. Aber nicht nur Außenstehende denken in diesem Suchtmodell, sondern auch die Abhängigen selbst. Dies macht sich vor allem bemerkbar, wenn es nach einer erfolgreichen Therapie zu einem Rückfall kommt.[18] [19]

---

[16] vgl. BELL, 2014, S. 296
[17] Anmerkung: Schnüffelstoffe, Giftpflanzen u.ä.
[18] vgl. BELL, 2014, S. 296
[19] siehe Anhang 9

3.2 Ansichten zum Thema Rückfall

Gründe für den Konsum von Substanzen sind individuell und werden von Mensch zu Mensch auf unterschiedlichste Weise genutzt. Meist wird mit dem Konsum versucht eigene Unzulänglichkeiten zu kompensieren bzw. vorhandene Mängel zu beseitigen. Die Aufgabe einer Therapie ist es, diese Gründe und Mängel herauszufinden und mit dem Patienten Alternativen zu entwickeln, um langfristig erfolgreich abstinent sein zu können. Obwohl Abstinenz nicht zwingend bedeutet, dass das Verlangen nach dem jeweiligen Stoff komplett verschwunden ist. Aufgrund der Vielschichtigkeit von Rückfälligkeit, gibt es keine einheitliche Festlegung zum Begriff des Rückfalls und variiert von der jeweiligen Substanz. Ein Alkoholabhängiger gilt bereits nach einmaligem, erneutem Verzehr von Alkohol als rückfällig und Bedarf erneuter therapeutischer Begleitung.[20] Im Gegensatz dazu, können ehemalige Raucher als Gelegenheitsraucher gelten, wenn sie nur auf Feierlichkeiten zur Zigarette greifen und sonst darauf verzichten können. Kaum einer würde sagen, dass diese Menschen wieder als abhängig gelten. Gründe für einen Rückfall können vielfältig sein und sind oft mit Scham- und Schuldgefühlen des Adressaten verbunden.[21] Meist treten unerwartete Probleme auf, die derjenige als nicht anders zu bewältigen gedenkt. Der Betroffene „löste" Probleme vermutlich über Jahre mithilfe der Substanz. Bei erneuten Schwierigkeiten fällt es daher, trotz Rückfallvermeidungsstrategien, schwer diese umzusetzen bzw. denkt, diese würden nicht ausreichen. In diesen Situationen ist es schwierig dem Craving zu widerstehen und auf die erarbeiteten Strategien zurückzugreifen. Auch ist zu bedenken, den Abhängigen während und nach der Therapie dafür zu motivieren, nicht in sein vorheriges suchtbelastetes Umfeld zurückzukehren. Der Kontakt zum ehemaligen suchtbelasteten Freundeskreis kann die Wahrscheinlichkeit eines Rückfalls womöglich erhöhen. Der Rückfällige braucht in dieser Zeit dringend erneute Betreuung und Unterstützung, damit aus dem einmaligen Rückfall kein Dauerhafter wird. Wichtig ist dabei mit dem Klienten den genauen Grund des Rückfalls zu analysieren, um dem dauerhaft vorzubeugen.

3.3 begünstigende Einflussfaktoren für eine Suchtkarriere

---

[20] vgl. FEUERLEIN, KÜFNER, SOYKA, 1998, S. 213
[21] siehe Anhang 10

3.3.1 Einfluss durch die Familie

Mit Einfluss ist hier die Erziehung und der Umgang durch die Eltern gemeint, die von Geburt an auf das Kind einwirkt. Kinder und Jugendliche lernen unter anderem durch das Beobachten von ihren Eltern. Letztere fungieren als Vorbild. Das kann in diesem Kontext bedeuten, dass sie die Problemlösestrategien ihrer Eltern erleben. Die Mutter konsumiert beispielsweise abends eine Zigarette zum Entspannen, wenn sie gestresst vom Arbeitsalltag nach Hause kommt. Dem Kind wird damit suggeriert, dass Tabak gegen Stress hilft. Es ist wahrscheinlich, dass das Kind später auch dieses vermeintlich positive Erlebnis erfahren möchte, wenn es gestresst ist. Der Auslöser für den Stress spielt dabei keine Rolle.[22] Sie erleben später das Konsumieren als vertraut und nahe, sie kennen schließlich kein anderes Verhalten.[23] Hinzu kommt, dass Süchtige meist die täglich anfallenden Aufgaben nicht mehr erfüllen können. Die im Haushalt lebenden Kinder übernehmen dann zunehmend Pflichten, die im Normalfall den Eltern obliegen sollten, z.B. das Umsorgen eines jüngeren Geschwisterteils oder übermäßige Erledigung hauswirtschaftliche Aufgaben, was wiederrum Stress bedeutet. Das bedeutet nicht zwingend, dass die Kinder abhängigkeitserkrankter Eltern auch automatisch abhängig werden, dennoch ist die Gefahr hoch und die allgemeine Suchtanfälligkeit höher, als bei Kindern, die diese Verhaltensmuster innerhalb der elterlichen Sorge nicht erlebt haben.[24] Trotz allem können Eltern positiv auf ihre Kinder einwirken, um so das Risiko von suchtgefährdetem Verhalten zu verringern.[25]

3.3.2 Einfluss durch die Gesellschaft, am Beispiel der Medien

Einflüsse durch die Gesellschaft sind zumeist subtil, auch wenn sie bspw. durch Werbung, auffällig platziert sind. Wenn wir diese allerdings näher beleuchten, empfinden wir mehr Schein als Sein. Täglich lesen und sehen wir in Zeitschriften, auf Online-Seiten und in den Werbeartikeln im Fernsehen, Werbung für Alkohol. Die Werbemacher

---

[22] siehe Anhang 11
[23] vgl. TOMM-BUB, 1992, S.111
[24] vgl. TOMM-BUB, 1992, S. 107
[25] Anmerkung: weiterführende Literatur 1. STRÄTLING, BARTHOLD, Sucht beginnt im Kindesalter, München, 1995; 2. FRANCIS, PAUL, Stark ohne Drogen, Basel, 2000; 3. BARNOWSKI-GEISER, WALTRAUT, Vater Mutter Sucht, 2015

suggerieren, dass Alkohol entspannt und zur Geselligkeit dazu gehört. Alkoholkonsum gehört zum guten Ton und ist aus keiner Feierlichkeit heraus zu denken. Die Medien wirken dabei norm- und wertebildend auf die Menschen ein und beeinflussen dadurch das Verhalten des Einzelnen.[26] Interessant zu bemerken ist, dass doch die Medien, den staatlichen Stellen und Behörden unterliegen, ihre Beeinflussung durch Alkoholwerbung installieren können und dies von staatlicher Seite genehmigt oder einfach nur geduldet wird. Obwohl doch der Staat die vermutlich größte Verantwortung ggü. seiner Bürger trägt. Die Erklärung für dieses Verhalten wird in 3.4 erläutert. Um an dieser Stelle ein Beispiel für eine stoffungebundene Sucht zu nennen, die durch Medien Beeinflussung erfährt, nennt die Verfasserin hier das Thema Magersucht. Jugendlichen wird in Magazinen und im täglichen TV-Programm eine Vielzahl von Supermodels, mit idealen Körpermaßen gezeigt, an denen sie sich orientieren. Problem dabei ist, dass keine Transparenz erfolgt, ob Bilder oder Videos bearbeitet wurden und die Models in Wirklichkeit gar nicht so perfekt aussehen.[27]

3.4 gesellschaftliche Nutzen von Suchtmitteln

Die Förderung von Suchtmitteln innerhalb der Gesellschaft geschieht auf zwei verschiedenen Ebenen. Zum einen auf indirektem Wege. Diese ergeben sich durch die vorgegebenen Strukturen und Mechanismen der Gesellschaft. Die Entwicklung von süchtigem Verhalten ist das Resultat daraus.[28] Zum anderen wird die Suchtförderung auf direktem Wege vorgenommen. Dazu zählen vorrangig die Gruppen, die finanziellen Profit durch Suchtmittel machen. Tomm-Bub nennt hier drei Abteilungen.[29] Die ersten sind die Suchtmittelhersteller und -händler, wie bspw. alle Vertreiber von Alkohol- und Zigarettenware, genauso wie Apotheken, die nicht-verschreibungspflichtige Medikamente verkaufen. Die zweite Gruppe betrifft die Mitarbeiter und Angestellten der bereits genannten Institutionen, deren. Existenzgrundlage der Vertrieb und Verkauf von Suchtmitteln sichert. Dazu zählt er Gastwirte, Kellner, Arbeiter von Brauereien und Werbetexter. Als letzte Institution nennt Tomm-Bub den Staat selbst, der wie oben

---

[26] vgl. TOMM-BUB, 1992, S.112
[27] Anmerkung: Frankreich hat im Jahr 2018 ein Gesetz verabschiedet, in dem alle bearbeiteten Bilder von Models, in Magazinen, als diese gekennzeichnet werden müssen – um der hohen Rate an Magersüchtigen vorzubeugen
[28] vgl. TOMM-BUB, 1992, S. 101-105
[29] ebd.

schon erwähnt, an den Steuereinnahmen durch legale Suchtmittel verdient. Allerdings gibt es hier den besonderen Aspekt, dass der Staat nicht nur am Suchtmittel verdient, sondern ebenso an der Sucht selbst. Als gesellschaftliche Ansprüche nennt der Autor dafür Leistung und Konsum. Hiermit meint er vor allem die Leistungssteigerung durch den Konsum und nennt dabei vorrangig die Einnahme von Medikamenten, seien es Aufputschmittel für das Aufrechterhalten der Arbeitsabläufe oder Beruhigungsmittel um sich von Belastungen zu erholen. Damit stellt der Staat die Mittel zur Verfügung, um die Leistung der Bürger zu steigern und profitiert in zweierlei Hinsicht davon. Erstens von steuerlichen Einnahmen und zweitens von der erbrachten Leistung seiner Bürger, durch Aufrechterhaltung mithilfe des Kaufs und der Einnahme bestimmter Medikamente. G. BARSCH nennt den Stoff Crystal, zur Gruppe der Methamphetamine gehörend, als allgegenwertiges Mittel um den Leistungsdruck der Arbeits- und Lebensbedingungen gerecht zu werden, um an dieser Stelle auch ein Beispiel für den Nutzen einer illegalen Substanz zu nennen. [30]

4. Notwendigkeit der Suchthilfe

4.1 das Medizinische Suchtmodell

Das Modell, das dem in Punkt 3.1 beschriebenen Moralischen Suchtmodells gegenübersteht, ist das Medizinische Suchtmodell. In dieser Systematik geht es um den eindeutigen Krankheitswert der Abhängigkeit mit klarer Symptomatik und Diagnostik. Mit der Anerkennung der Abhängigkeit als Krankheit, wurde die Behandlung möglich. In diesem Modell wird den Betroffenen die Verantwortung für die Sucht abgenommen und ausschließlich der Gesellschaft, und damit äußeren Einflüssen, übertragen. Dazu zählen auch die Menschen und die Umwelt, in der das süchtige Individuum aufgewachsen ist und lebt. Dieses Modell gibt die Begründung dafür, dass die Hilfe für Betroffene richtig und notwendig ist.

4.2 das Tripelmandat als Arbeitsgrundlage

---

[30] BARSCH, 2014, S.11

Das Tripelmandat[31], entwickelt von Fr. Silvia Staub-Bernasconi, wird auch berufsethisches Mandat[32] genannt und beinhaltet drei wichtige Aspekte für die Soziale Arbeit. Zum einen geht es um die Hilfeleistung an den Adressaten und auf der anderen Seite um den Staat, der der Auftraggeber der Hilfe ist. Dieser fungiert als Kontrollorgan für die Ausführung der Sozialen Arbeit am Menschen. Das dritte Mandat wurde durch Staub-Bernasconi ergänzt und beinhaltete außerdem die ethische Rahmensetzung und Einbettung von den Menschenrechten die weltweit gelten sollen. Es steht als Arbeitsgrundlage, für die berufliche Ausübung von Sozialarbeitern und soll damit eine Professionalisierung und Wissenschaftsorientierung erfahren.[33] Es beinhaltet beruflich einzuhaltende Prinzipien, um die Rechte der Menschen zu berücksichtigen und ihnen gleichwohl die angemessene und notwendige Hilfe zukommen zu lassen. SCHILLING und ZELLER schreiben: „Die Dienstleistung kann von jedem Menschen, unabhängig von Herkunft, Geschlecht, Alter, Nationalität, Religion und Gesinnung, in Anspruch genommen werden."[34] Für die Arbeit mit Abhängigkeitserkrankten lässt sich daraus schlussfolgern, dass es nicht darauf ankommt, wer süchtig ist, wie deren Sucht entstanden ist oder um welche Sucht es sich handelt. Die Betroffenen benötigen Hilfe und haben das Recht darauf diese zu erhalten. Es geht um die Achtung beruflicher und ethischer Werte. Die Prinzipien der DBSH beziehen sich nicht ausschließlich auf Abhängigkeitserkrankte[35], sondern auf alle Menschen in sozialen Notlagen. Die Ablehnung der Diskriminierung sozial benachteiligter Menschen spielt dabei eine wichtige Rolle. Außerdem respektieren sie die Lebenssituation der Klienten und bemühen sich für diese Verständnis vorzubringen und unabhängig, der oben genannten Faktoren, Hilfe möglich zu machen, wo diese gebraucht wird. Die Geheimhaltung der persönlichen Daten hat dabei hohe Priorität und muss dringend eingehalten werden. Abhängigkeitserkrankte sind in ihrem Umgang mit Menschen, dazu zählen auch die Helfer, oft feindselig. Sie benötigen viel Zeit um Vertrauen aufzubauen. Daraus lässt sich schlussfolgern, dass die Adressaten ausführlich über die relevanten Rahmenbedingungen

---

[31] Anmerkung: früher als Doppelmandat bekannt. Dieses Modell beinhaltet ausschließlich das Verhältnis von der Hilfe für den Klienten und die Kontrollfunktion des Staates diese durchzuführen, auch notfalls mit Zwangsmaßnahmen, gegen den Willen des Hilfeempfängers, um mögliche Gefährdung abzuwenden.
[32] Anmerkung: Mandat meint hier die Verantwortungspflicht ggü. den Adressaten.
[33] vgl. SCHILLING/ZELLER, 2012, S.273-279
[34] vgl. SCHILLING/ZELLER, 2012, S. 275
[35] DBSH = Deutscher Berufsverband Sozialer Arbeit e.V.

der Hilfe informiert werden. In diesem Fall schafft Ehrlichkeit Vertrauen. Der DBSH nennt weitere Prinzipien. Zum einen, dass die Beziehung zum Klienten nicht zu eigenen Vorteilen missbraucht werden darf und zum anderen, dass der Klient umfangreich über die Hilfe, also über Rechte und Verpflichtungen sowie Schweigepflicht und die Möglichkeit diese bei Gefährdung zu verletzen, in Kenntnis gesetzt wird.[36] Diese Prinzipien gelten ebenso für die Arbeit mit Angehörigen der Abhängigkeitserkrankten bzw. -gefährdeten. Das Tripelmandat findet in allen Hilfen sozialer Probleme Anwendung.

5. Aufgaben in der Sozialen Arbeit

So breit wie Süchte gefächert sind, so weit sind auch die Aufgaben- und Leistungsbereiche gefächert. Vordergründig haben Berufsgruppen wie Ärzte, Psychologen und Therapeuten mit Suchtabhängigkeit zu tun.[37] Sozialarbeiter treffen jedoch in ihrem beruflichen Alltag, auch außerhalb der institutionellen Suchthilfe, auf Abhängige oder Gefährdete. Die Soziale Arbeit setzt somit sowohl in der Prävention, als auch in der Beratung bereits Abhängiger an. Umfangreiches Wissen zum Störungsbild und zu krankheitsrelevanten Kriterien ist zum Erkennen der Problematik notwendig. Eine Forderung lt. TOMM-BUB ist es, die Sozialarbeiter und Sozialpädagogen mit notwendigem fachlichem Wissen auszustatten und somit Handlungs- und Hilfemöglichkeiten überhaupt erkenn- und durchführbar zu machen. Das heißt, er fordert umfassende Weiterbildungen in diesem Bereich.[38] Nach Auffassung der Verfasserin ist die Kenntnis über die Abhängigkeitsproblematik im sozialen Bereich, außerhalb der klaren Berufsgruppe, die mit Abhängigkeitserkrankten arbeitet, nur unzureichend ausgestattet. Aufgabe der Trägerschaften wäre demnach, die Mitarbeiter ihrer Institutionen durch Weiter- und Fortbildungen mit der Problematik vertraut zu machen. Selbst in ambulanten und stationären Jugendhilfeeinrichtungen wäre es dadurch möglich, die Notwendigkeit umfassender präventiver Maßnahmen zu gewährleisten und mit den Kindern und Jugendlichen durchzuführen. Die Verfasserin sieht in der Aufgabe von Sozialarbeitern hauptsächlich die Prävention als wichtigste Maßnahme. So ist sie der Meinung, dass nur durch die Konfrontation mit diesem Thema auch eine Reaktion erfolgt.

---

[36] vgl. SCHILLING/ZELLER, 2012, S. 276-277
[37] vgl. TOMM-BUB, 1992, S. 192
[38] vgl. TOMM-BUB, 1992, S. 194

Wenn Kinder und Jugendliche sich aktiv mit der Problematik auseinandersetzen und hinterfragen, gibt es ihnen Aufschluss über Zusammenhänge und Verhaltensvorgänge. Die Neugier Substanzen auszuprobieren wird somit minimiert, da sie wissen was sie zu erwarten haben und welche schwerwiegenden Folgen der Konsum haben kann. Der Sozialarbeiter muss bei der Bewältigung dieser Aufgabe selbst über Fachwissen verfügen, um aufkommende Fragen beantworten und Sachverhalte erklären zu können. Sozialarbeiter findet man nicht nur in der präventiven Suchtarbeit, sondern auch in der ambulanten und stationären Betreuung bereits erkrankter Menschen. Der ambulante Bereich wird über Sozialarbeiter, in der Suchtberatung[39] und der Nachbetreuung von Menschen nach erfolgreicher Therapie, abgedeckt. In der Suchtberatung geht es hauptsächlich um präventive Maßnahmen, aber auch um die Vermittlung von Abhängigen zu weiteren Stellen, wie Kliniken o.ä. und eine angemessene Betreuung während der Wartezeit auf einen Platz in dieser Institution. Der Suchtberater erarbeitet Konsumvermeidungs- und Problembewältigungsstrategien mit dem Klienten, um ihm bis zur stationären Aufnahme hilfreich zur Seite zu stehen und die Zeit vor der Therapie bestmöglich zu nutzen. Die Suchtberatung ist ein freiwilliges Angebot für Hilfesuchende, wenn dies keine Auflage durch Gericht o.ä. Vereinbarungen getroffen wurde. Im klinischen Bereich findet der Sozialarbeiter seine Aufgaben eher in der Vorbereitung der Entlassung eines Patienten nach einer erfolgreichen Therapie. So begleitet er den Klienten beispielsweise bei Behördengängen, dem Beschaffen einer Wohnung und notwendigen Geldern, sowie um eine ambulante Weiterversorgung und Nachbetreuung. Für die Nachbetreuung gibt es außerdem stationären Einrichtungen, in der die ehemals Abhängigen unterstützt begleitet werden. Diese Institutionen funktionieren als Zwischenschritt zum eigenständigen Leben.

6. Fazit

---

[39] Anmerkung: Sozialarbeiter meist mit Zusatzqualifikation als Sucht- und Sozialtherapeut.

Die Untersuchungen zeigen, dass ein Individuum sowohl den gesellschaftlichen, als auch den familiären Einflüssen ständig unterliegt. Den gesellschaftlichen Einfluss sowohl durch Werbung, als auch durch die indirekte Vermittlung davon, dass Konsum glücklich macht, unterliegt der Mensch dabei. Sei es dahin gestellt, ob es in diesem Fall um den Kauf materieller Güter oder den Konsum illegaler Substanzen geht, Kinder und Jugendliche machen dabei keine Unterscheidung. So können wir aus den oben genannten Gründen sagen, dass der Staat sowohl Sucht schafft, als auch Möglichkeiten, diese zu behandeln. Daraus kann geschlussfolgert werden, dass die Zahl der Abhängigen vermindert werden könnte, wenn der Staat und somit die Gesellschaft ihren eigenen Nutzen reduzieren oder gar ganz verzichten und sich auf die Gesundheiterhaltung der Bevölkerung fokussiert. Die Frage, ob das Verhalten des Staates ethisch vertretbar ist, ist nach Auffassung der Verfasserin ganz klar zu verneinen. Aus moralischer Sicht ist es verwerflich, dass der Staat auf Kosten der Gesundheit seiner Bürger, finanziellen Profit schlägt. Dabei werden die Untersuchungen auf legale Suchtmittel, wie Alkohol und Zigaretten bezogen. In Bezug auf illegale Suchtmittel sollte die Prävention und Aufklärung von Kindern, bereits ab dem Vorschulalter, mehr in den Vordergrund rücken. Die Verfasserin vertritt die Meinung, dass Konsum illegaler Substanzen oft durch Unwissenheit passiert und die meisten Minderjährigen ungenügend über die Wirkung, gesundheitliche Schäden und mögliche soziale Folgen informiert sind. Staatliche und gesellschaftliche Aufgabe muss es sein, diese Themen nicht weiter zu tabuisieren, sondern offen anzusprechen und sie zu Themen der Öffentlichkeit zu machen. Dazu gehört ihrer Meinung nach auch die Schulung von Mitarbeitern der Sozialen Arbeit, aber auch Lehrern und Erziehern. Um den vorgegebenen Umfang der Arbeit nicht zu überschreiten, hat die Verfasserin den finanziellen Gesichtspunkt zum Thema Rehabilitation nicht betrachtet. Kosten für Entgiftungen und Langzeittherapien sind immens. Der Staat gibt jährlich hohe Summen für die Behandlungen von physischen und psychischen Folgeschäden aus. Nach dieser Überlegung wäre eine interessante, zu untersuchende Fragestellung, inwieweit Kosten und Nutzen sich dabei gegenüberstehen und ob sich der finanzielle Aufwand denn überhaupt lohnt, wenn die Rückfallzahlen weiterhin hoch sind, bzw. sind die aktuellen Therapieformen die richtigen – erreichen sie das, was sie sollen?

Anhangsverzeichnis

Anhang 1 – Paracelsus´ 7 Regeln des Genusses...I

Anhang 2 – ICD-10 F1x.1 schädlicher Gebrauch, Missbrauch................................ II

Anhang 3 – ICD-10 F1x.2 Abhängigkeitssyndrom..III

Anhang 4 – Statistik: Verhältnis von Suchtmittelabhängigkeit und Delinquenz...IV

Anhang 5 – Rechtliche Grundlagen in der Suchthilfe VI

Anhang 6 – Beispiel: Cannabis im BtMG VIII

Anhang 7 – Suchtmodell: das Aufklärungs- bzw. sozial-kognitives Modell...........IX

Anhang 8 – Suchtmodell: Kompensatorisches- bzw. Selbsthilfemodell.................IX

Anhang 9 – Statistik: Rückfallquote...X

Anhang 10 – Statistik: Rückfallgründe X

Anhang 11 – Beispiel: Familiäre Einflussnahme... XI

Anhang 1 – Paracelsus´ 7 Regeln des Genusses

Die sieben Genussregeln

1. Genuss braucht Zeit
Nehmen Sie sich Zeit zum Genießen; Eile ist der Feind des Genießens.

2. Genuss und Genießen muss erlaubt sein
Verstehen Sie angenehme Erfahrungen nicht als Luxus - verbieten Sie sich nichts.

3. Genuss geht nicht nebenbei
Genuss kann nicht neben anderen Aktivitäten erlebt werden - ein Genusserlebnis braucht die ungeteilte Aufmerksamkeit.

4. Weniger ist mehr
Überangebot und Genuss sind nicht miteinander vereinbar - jede Lieblingsspeise verliert ihren Reiz, wenn man sie täglich und reichlich isst.

5. Aussuchen, was einem gut tut
Bestimmen Sie selbst, was Sie genießen: Ob essen und trinken, Radtouren, Hobbys, Reisen - finden Sie heraus, was Ihnen Genussmomente verschafft.

6. Ohne Erfahrung kein Genuss
Sammeln Sie Erfahrungen - so lernen Sie sich selbst kennen und er-schließen sich neue "Genussbereiche".

7. Genuss ist alltäglich
Genuss ist nicht nur in besonderen Situationen erlaubt - Genuss sollte ein Bestandteil Ihres Alltags sein

Quelle:

http://www.dlg-verbraucher.info/de/lebensmittel-wissen/geniessen/genussregeln/

am: 4. August 2018

Anhang 2 – ICD-10 F1x.1 schädlicher Gebrauch, Missbrauch

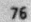

F1x.1 schädlicher Gebrauch

Konsum psychotroper Substanzen, der zu Gesundheitsschädigung führt. Diese kann als körperliche Störung auftreten, etwa in Form einer Hepatitis nach Selbstinjektion der Substanz oder als psychische Störung z. B. als depressive Episode durch massiven Alkoholkonsum.

Dazugehöriger Begriff:
* Missbrauch psychotroper Substanzen

Diagnostische Kriterien

A. Deutlicher Nachweis, dass der Substanzgebrauch verantwortlich ist (oder wesentlich dazu beigetragen hat) für die körperlichen oder psychischen Schäden, einschließlich der eingeschränkten Urteilsfähigkeit oder des gestörten Verhaltens, das zu Behinderung oder zu negativen Konsequenzen in den zwischenmenschlichen Beziehungen führen kann.

B. Die Art der Schädigung sollte klar festgestellt und bezeichnet werden können.

C. Das Gebrauchsmuster besteht mindestens seit einem Monat oder trat wiederholt in den letzten zwölf Monaten auf.

D. Auf die Störung treffen die Kriterien einer anderen psychischen oder Verhaltensstörung bedingt durch dieselbe Substanz zum gleichen Zeitpunkt nicht zu (außer akute Intoxikation F1x.0).

Quelle: DILLING & FREYBERGER, 2014, S.76

II

Anhang 3 – ICD-10 F1x.2 Abhängigkeitssyndrom

F1x.2 Abhängigkeitssyndrom

Eine Gruppe von Verhaltens-, kognitiven und körperlichen Phänomenen, die sich nach wiederholtem Substanzgebrauch entwickeln. Typischerweise besteht ein starker Wunsch, die Substanz einzunehmen, eine verminderte Kontrolle über ihren Konsum und anhaltender Substanzgebrauch trotz schädlicher Folgen. Dem

Substanzgebrauch wird Vorrang vor anderen Aktivitäten und Verpflichtungen gegeben. Es entwickelt sich eine Toleranzerhöhung und manchmal ein körperliches Entzugssyndrom.

Das Abhängigkeitssyndrom kann sich auf einen einzelnen Stoff beziehen (z. B. Tabak, Alkohol oder Diazepam), auf eine Substanzgruppe (z. B. opiatähnliche Substanzen), oder auch auf ein weites Spektrum pharmakologisch unterschiedlicher Substanzen.

Dazugehörige Begriffe:
* (chronischer) Alkoholismus
* Dipsomanie
* nicht näher bezeichnete Drogensucht

Diagnostische Kriterien

A. Drei oder mehr der folgenden Kriterien sollten zusammen mindestens einen Monat lang bestanden haben, falls sie nur für eine kürzere Zeit gemeinsam aufgetreten sind, sollten sie innerhalb von zwölf Monaten wiederholt bestanden haben.

1. Ein starkes Verlangen (Craving) oder eine Art Zwang, die Substanz zu konsumieren.

2. Verminderte Kontrolle über den Substanzgebrauch, d. h. über Beginn, Beendigung oder die Menge des Konsums, deutlich daran, dass oft mehr von der Substanz oder über einen längeren Zeitraum konsumiert wird als geplant, oder an dem anhaltenden Wunsch oder an erfolglosen Versuchen, den Substanzkonsum zu verringern oder zu kontrollieren.

3. Ein körperliches Entzugssyndrom (siehe F1x.3 und F1x.4), wenn die Substanz reduziert oder abgesetzt wird, mit den für die Substanz typischen Entzugssymptomen oder auch nachweisbar durch den Gebrauch derselben oder einer sehr ähnlichen Substanz, um Entzugssymptome zu mildern oder zu vermeiden.

4. Toleranzentwicklung gegenüber den Wirkungen der Substanz. Für eine Intoxikation oder um den gewünschten Effekt zu erreichen, müssen größere Mengen der Substanz konsumiert werden, oder es treten

bei fortgesetztem Konsum derselben Menge deutlich geringere Effekte auf.

5. Einengung auf den Substanzgebrauch, deutlich an der Aufgabe oder Vernachlässigung anderer wichtiger Vergnügen oder Interessensbereiche wegen des Substanzgebrauchs; oder es wird viel Zeit darauf verwandt, die Substanz zu bekommen, zu konsumieren oder sich davon zu erholen.

6. Anhaltender Substanzgebrauch trotz eindeutig schädlicher Folgen (siehe F1x.1), deutlich an dem fortgesetzten Gebrauch, obwohl der Betreffende sich über die Art und das Ausmaß des Schadens bewusst ist oder bewusst sein könnte.

Die Diagnose Abhängigkeitssyndrom kann mit der fünften und sechsten Stelle weiter differenziert werden:

F1x.20	gegenwärtig abstinent
F1x.200	frühe Remission
F1x.201	Teilremission
F1x.202	Vollremission
F1x.21	gegenwärtig abstinent, aber in beschützender Umgebung (z. B. Krankenhaus, in therapeutischer Gemeinschaft, im Gefängnis usw.)
F1x.22	gegenwärtige Teilnahme an einem Ersatzdrogenprogramm (kontrollierte Abhängigkeit) (z. B. Methadon, Nikotinkaugummi oder -pflaster)
F1x.23	gegenwärtig abstinent, aber in Behandlung mit aversiven oder antagonistischen Medikamenten (z. B. Disulfiram oder Naltrexon)
F1x.24	gegenwärtiger Substanzgebrauch (aktive Abhängigkeit)
F1x.240	ohne körperliche Symptome
F1x.241	mit körperlichen Syptomen

Der Verlauf der Abhängigkeit kann, wenn gewünscht, näher gekennzeichnet werden:

F1x.25	ständiger Substanzgebrauch
F1x.26	episodischer Substanzgebrauch (z. B. Dipsomanie)

Quelle: DILLING & FREYBERGER, 2014, S. 76 - 78

III

3. Ergebnisse zur Kriminalitätskarriere

a) Art und Umfang der Kriminalität

Die Befragungen ergaben ca. 40 verschiedene Delinquenzmuster. Die von den 100 Drogenabhängigen angegebenen, innerhalb eines Jahres begangenen Delikte beliefen sich auf insgesamt 173.749, d. h. 4 Delikte pro Tag und pro Person. Den ersten Rang nimmt mit mehr als 70.000 Delikten der Drogenhandel ein. Im Bereich der indirekten Beschaffungskriminalität führt der Ladendiebstahl mit 27.324, im Bereich der Folgekriminalität das Schwarzfahren mit 29.125 Delikten.

b) Geschlechtsspezifische Unterschiede

Bei sog. "schwereren" Delikten (z. B. Wohnungseinbruch, Raub, Körperverletzung) liegt die Delinquenzbelastung bei den Männern etwa 3,5 mal so hoch wie bei den Frauen. Diese sind im Bereich der Prostitution stärker belastet.

c) Aufklärungsquote

Die durchschnittliche Aufklärungsquote liegt bei knapp 1 %.

d) Einzelne Deliktsmuster

aa) Drogenhandel

Über 50 % der Befragten bezeichneten den Drogenhandel als die bevorzugte Art der Geldbeschaffung.

bb) Drogenschmuggel

Drogenschmuggel spielt heute für die Befragten keine große Rolle mehr.

cc) Ladendiebstahl

Ladendiebstahl ist mit 273 Delikten pro Person und Jahr das häufigste indirekte Beschaffungsdelikt.

dd) Hehlerei

Erbeutetes Diebesgut wird häufig gegen Drogen in Zahlung
gegeben. Bei der Hehlerei wurden Verflechtungen mit tradi-
tionellen kriminellen Milieus deutlich.

ee) Diebstähle in besonders schweren Fällen

Mit 92,2 Delikten im Durchschnitt pro Person und Jahr stellen Diebstähle um das Kfz das zweithäufigste Beschaffungs-
muster innerhalb der indirekten Beschaffungskriminalität
dar. Unter anderem wegen des starken Preisverfalls bei
Autoradios nehmen Diebstähle von teueren Fahrrädern immer
mehr zu. Fast 60 % der Männer und knapp 20 % der Frauen
gaben an, Geld auch durch Gebäude- und Wohnungseinbrüche
beschafft zu haben. Insgesamt waren es mehr als 2.000 Ein-
brüche in einem Jahr.

ff) Betrug

Echte Betrugshandlungen finden sich nur zu Beginn der Dro-
genkarriere und nehmen in deren Verlauf immer mehr ab.

gg) Prostitution

Zwei Drittel der befragten Frauen sind zumindest zeitweise
der Prostitution nachgegangen. Bei den Männern waren es
lediglich 17,2 %, die irgendwann homosexuelle Kontakte aus
materiellen Gründen eingegangen sind.

hh) Gewaltdelikte

Gewalthandlungen außerhalb der Drogenszene, wie Straßenraub
und Raubüberfälle, sind relativ selten. Dagegen gaben etwa
ein Viertel der Befragten Gewalthandlungen innerhalb der
Drogenszene zu.

4. Einschätzung (Hochrechnung) der Kriminalitätsanteile
   Drogenabhängiger

Die Hochrechnung der Kriminalitätsanteile Drogenabhängiger
an der Gesamtkriminaltät ergab einen geschätzten Anteil

a) im Bereich der Diebstähle um das Kfz von 45 %,

b) im Bereich der Gebäude- und Wohnungseinbrüche von 37 %
   und

c) im Bereich von Raub und räuberischer Erpressung von
   21,7 %.

Quelle: ERHARDT & LEINEWEBER, 1993, S. 63 - 65

V

Anhang 5 – Rechtliche Grundlagen in der Suchthilfe

Aufgrund dieser Richtlinien gewährt das Land besondere Zuwendungen zur Verbesserung der Suchtgefährdeten- und Suchtkrankenhilfe.

Behandlung und Rehabilitation, soziale und berufliche Eingliederung
- Das *Sozialgesetzbuch* regelt Leistungen im Rahmen der Behandlung und Rehabilitation:
  - o Erstes Buch vom 11. Dezember 1975 (BGBl.I S. 3015), Allgemeine Bestimmungen
  - o Fünftes Buch vom 20. Dezember 1988 (BGBl.I S. 2477), Krankenversicherung
  - o Sechstes Buch vom 18. Dezember 1989 (BGBl.I S.2261, 1990 S.1337), Rentenversicherung
  - o Achtes Buch, Kinder- und Jugendhilfe (s.o.)
  - o Bundessozialhilfegesetz (s.o.)
- Die Kranken- und Rentenversicherungsträger beteiligen sich pauschal an den Kosten der Sucht- und Drogenberatungsstellen. Sie finanzieren ambulante Rehabilitationsleistungen nach Maßgabe der *"Empfehlungsvereinbarung Ambulante Rehabilitation Sucht"* vom 29. Januar 1991, zuletzt geändert am 5. November 1996 und in Kraft getreten am 1. Juni 1997.
- *SGB V und SGB VI* regeln die Förderung der Selbsthilfe Suchtkranker.
- *SGB III* regelt die Mitwirkung der Arbeitsverwaltung bei der beruflichen Rehabilitation und Eingliederung.
- Die *Richtlinien des Bundesausschusses der Ärztinnen und Ärzte und Krankenkassen über die Durchführung der Psychotherapie* vom 17. Dezember 1992 ermöglichen den Psychotherapie durch Ärzte und von ihnen delegierte Diplompsychologen mit anerkannter therapeutischer Qualifikation auch für Suchtkranke.
- Die *Richtlinien des Ausschusses der Ärztinnen und Ärzte und Krankenkassen über die Einführung neuer Untersuchungs- und Behandlungsmethoden (NUB-Richtlinien)*, zuletzt geändert am 16. Februar 1994 (Bundesanzeiger vom 24. März 1994) regeln die Beteiligung von Vertragsärzten an der Behandlung Drogenabhängiger hinsichtlich somatischen Indikationen. Bestandteil der o.g. Richtlinie ist die Betäubungsmittelverschreibungsverordnung.
- Die *Methadon-Vereinbarung NRW* vom 1. Januar 1995 enthält die Regelungen zur Substitutionsbehandlung bei Opiatabhängigkeit.

6.3 Verzeichnis der einschlägigen Gesetze, Verordnungen und Richtlinien[628]

6.3.1 Zuständigkeiten und Leistungen von Prävention und Hilfen

Für Maßnahmen der Prävention, Beratung und Betreuung bei Suchtgefährdung und Suchterkrankung auf Grund gesetzlicher Regelungen sind auf örtlicher Ebene in erster Linie die unteren Gesundheitsbehörden bzw. Gesundheitsämter zuständig, daneben auch die Träger der öffentlichen Jugendhilfe sowie die Träger der Sozialhilfe und den Schulen. Darüberhinaus beteiligen sich auf freiwilliger Basis in hohem Maße die Wohlfahrtsverbände an den entsprechenden Maßnahmen.

Gesetzliche Regelungen finden sich auf verschiedenen Ebenen:
- Das *Gesetz über den öffentlichen Gesundheitsdienst* vom 25. November 1997 (SGV.NW 2120): Es verpflichtet die untere Gesundheitsbehörde zur Koordination und Gesundheitshilfe für Suchtkranke.
- Das *Bundessozialhilfegesetz* in der Fassung der Bekanntmachung vom 29. Juli 1996 (BGBl. I S. 1088) Die Gesundheitsämter sind zur Beratung verpflichtet. Weitere Hilfen werden durch örtliche bzw. überörtliche Träger der Sozialhilfe geleistet. Zur Durchführung der §§ 39/40 und 72 gelten die *Eingliederungsverordnung* vom 1. Februar 1997 (BGBl. I S. 433) und die *Verordnung zur Durchführung des § 72 des Bundessozialhilfegesetzes* vom 9. Juni 1976 (BGBl. I S. 1469).
- Das *Kinder- und Jugendhilfegesetz (SGB VIII)* vom 26. Juni 1990 (BGBl. I S. 477) Die Jugendämter sind verpflichtet, Kindern und Jugendlichen, die durch Missbrauch oder drohenden Missbrauch von suchtfördernden Substanzen oder durch Suchtverhalten in ihrer Entwicklung gefährdet oder geschädigt sind, die notwendigen Hilfen zu gewähren sowie Prävention und Öffentlichkeitsarbeit zu leisten.
- Das *Gesetz über Hilfen und Schutzmaßnahmen bei Psychischen Krankheiten* vom 2. Dezember 1969 i.d.F. vom 18. Dezember 1984 (SGV.NW. 2128): Die Gesundheitsämter tragen die Verantwortung zur vorsorgenden und nachsorgenden Hilfe u.a. bei Suchtkrankheiten.

Über die Ausgestaltung der Hilfen bzw. die Formen des Angebots entscheidet der Kreis bzw. bei nicht kreisangehörigen Gemeinden, die kreisfreie Stadt.
- Die *Richtlinien über die Gewährung und Zuwendungen zur Förderung von Sucht- und Drogenberatungsstellen* vom 28. April 1983 (SMBl. NW. 2128):

---

[628] Zusammenstellung nach MINISTERIUM FÜR FRAUEN, JUGEND, FAMILIE UND GESUNDHEIT DES LANDES NORDRHEIN-WESTFALEN 1999.

VI

6.3.2 Regelungen im Rahmen der Repression und des Verkehrs mit Arznei- und Betäubungsmitteln

- Das *Gesetz über den Verkehr mit Betäubungsmitteln* vom 28. Juli 1981 i.d.F. vom 4. April 1996 bestimmt die Bekämpfung des Betäubungsmittelmissbrauchs. Es ermöglicht aber auch Opportunitätsentscheidungen gemäß der Maxime „Hilfe vor Strafe"
- Das vorgenannte Gesetz wird präzisiert durch die *Vorläufige Richtlinie zur Anwendung des § 31a Abs. 1 des Betäubungsmittelgesetzes* vom 13. Mai 1994 sowie den *Erlass zur Beschleunigten Bearbeitung von Vergehen nach § 29 Abs. 1, 2 und 4 des Betäubungsmittelgesetzes* vom 13. Mai 1997 (SMBL NW. 20531).
- Das *Gesetz zur diamorphingestützten Substitutionsbehandlung* vom 15. Juli 2009 (BGBl. 2009 Teil I Nr. 41, 1801) verändert das Betäubungsmittelgesetz, das Arzneimittelgesetz und die Betäubungsmittel-Verschreibungsverordnung, um die Verschreibung von Diamorphin (chemisch identisch mit Heroin) zu ermöglichen.
- Das *Arzneimittelgesetz* i.d.F. vom 25. Februar 1998 (BGBl. I S. 374) reguliert den Verkehr mit Arzneimitteln.
- Die *Zweite Verordnung über den Betrieb von Apotheken* vom 26.9.1995 (BGBl. I S. 1195) ermöglicht den Apothekern die Verweigerung der Abgabe suchtfördernder Medikamente bei Medikamentenmissbrauchsverdacht.
- *Werbeverbote* für Tabakerzeugnisse regelt das *Lebensmittel- und Bedarfsgegenständegesetz* i.d.F. vom 25. November 1994 (BGBl. I S. 3538).
- Das *Gesetz zum Schutze der Jugend in der Öffentlichkeit* vom 25. Februar 1985 (BGBl. I S. 425) fördert den Schutz von Kindern und Jugendlichen vorwiegend im Bereich der legalen Substanzen Alkohol und Nikotin.
- Folgende Bestimmungen dienen speziell der Drogenbekämpfung:
  - Das *Gesetz zur Bekämpfung des illegalen Rauschmittelhandels* und anderer Erscheinungsformen der Organisierten Kriminalität vom 15. Juli 1992 (BGBl. I S. 1302),
  - Das *Grundstoffüberwachungsgesetz* vom 7. Oktober 1994 (BGBl. I S. 2835),
  - Das *Gesetz zur Verbesserung der Bekämpfung der Organisierten Kriminalität* vom 4. Mai 1998 (BGBl. I S. 845),
  - Das *Gesetz zur Änderung des Straßenverkehrsgesetzes* vom 28. April 1998 (BGBl. I S. 810)

  - Das *Vertragsgesetz Suchtstoffübereinkommen 1988* vom 22. Juli 1995 (BGBl. I S. 1136) sowie Suchtstoffübereinkommen von 1961 und 1971.
  - Die Verordnung über das Verschreiben, die Abgabe und den Nachweis von Betäubungsmitteln i.d.F. der Bekanntmachung vom 20. Januar 1998 *(Betäubungsmittelverschreibungsverordnung)* (BGBl. I S. 74) und vom 23. Juni 1998 (BGBl. I S. 1510),
  - Die *Betäubungsmittel-Binnenhandelsverordnung* vom 16. Dezember 1981 (BGBl. I S. 1425) i.d.F. vom 24. Juni 1994,
  - Die *Betäubungsmittel-Außenhandelsverordnung* vom 23. Dezember 1981 (BGBl. I S. 1420) i.d.F. vom 25. Juli 1995.
- Das *Gesetz über Hilfen und Schutzmaßnahmen bei psychischen Krankheiten* (s.o.) ermöglicht u.a. die Unterbringung bei problematischem Drogenverhalten.
- Das *Gesetz über den Vollzug freiheitsentziehender Maßregeln in einem psychiatrischen Krankenhaus und einer Entziehungsanstalt (Maßregelvollzugsgesetz)* vom 18. Dezember 1984 i.d.F. vom 29. April 1992 (SGV.NW.2128) regelt den Maßregelvollzug von Suchtkranken mit dem Ziel, die Inhaftierten zu befähigen, ein in die Gemeinschaft integriertes Leben zu führen und die Allgemeinheit vor weiteren erheblichen rechtswidrigen Taten zu schützen.
- Die *Gewerbeordnung* i.d.F. vom 1. Januar 1987 (BGBl. I S. 425) und die *Verordnung über Spielgeräte und andere Spiele mit Gewinnmöglichkeiten* i.d.F. vom 11. Dezember 1985 (BGBl. I S. 2245, zuletzt geändert am 20. Dezember 1993 - BGBl. I S. 2254) sowie die *Freiwillige selbstbeschränkende Vereinbarung* der Hersteller von Unterhaltungsautomaten mit Geldgewinnen und der Verbände der Unterhaltungsautomatenwirtschaft über die Bauart und über die Aufstellung von Unterhaltungsautomaten mit Geldgewinnen vom 15. November 1989 (mit Zusatz vom 1. Oktober 1990) - Bundesdrucksache 11/6224 enthalten u.a. Beschränkungen für den Zutritt zum Glücksspiel.
- Der *Runderlass Bekämpfung des Drogenmissbrauchs in Gaststätten und anderen Betrieben* vom 23. Februar 1990 (MBl.NW. S. 380) verpflichtet Gastwirte gemäß verwaltungsgerichtlicher Rechtsprechung zur Bekämpfung des Drogenmissbrauchs und zur diesbezüglichen Zusammenarbeit mit der Polizei.

6.3.3 Weiter gehende Zuständigkeiten

- Die *standesrechtlichen Verpflichtungen* für Ärztinnen und Ärzte und Apothekerinnen und Apotheker auf Grund der Berufsordnungen.

- Das *Gesetz über die Werbung auf dem Gebiet des Heilwesens.*

6.3.4 Übergreifende Verwaltungsvorschriften in NRW

Die *verbindende Verwaltungsvorschriften* für die unterschiedlichen Säulen der Sucht- und Drogenpolitik sind

- der Gemeinsame Runderlass „*Bekämpfung des Suchtmittelmissbrauchs*" vom 15. Januar 1973 (SMBl. NW. 2128)
- der *Runderlass „Gesundheitserziehung in der Schule; Bekämpfung des Alkohol- und Nikotinmissbrauchs*" vom 20. September 1977 (GABl. NW. S. 485)

Anhang 6 – Beispiel: Cannabis im BtMG

Cannabis   -
(Marihuana,
Pflanzen und
Pflanzenteile der
zur Gattung
Cannabis
gehörenden
Pflanzen)

- ausgenommen

a)   deren Samen, sofern er nicht zum unerlaubten Anbau bestimmt ist,

b)   wenn sie aus dem Anbau in Ländern der Europäischen Union mit zertifiziertem Saatgut von Sorten stammen, die am 15. März des Anbaujahres in dem in Artikel 10 der Verordnung (EG) Nr. 1120/2009 der Kommission vom 29. Oktober 2009 mit Durchführungsbestimmungen zur Betriebsprämienregelung gemäß Titel III der Verordnung (EG) Nr. 73/2009 des Rates mit gemeinsamen Regeln für Direktzahlungen im Rahmen der gemeinsamen Agrarpolitik und mit bestimmten Stützungsregelungen für Inhaber landwirtschaftlicher Betriebe (ABl. L 316 vom 2.12.2009, S. 1) in der jeweils geltenden Fassung genannten gemeinsamen Sortenkatalog für landwirtschaftliche Pflanzenarten aufgeführt sind, ausgenommen die Sorten Finola und Tiborszallasi, oder ihr Gehalt an Tetrahydrocannabinol 0,2 vom Hundert nicht übersteigt und der Verkehr mit ihnen (ausgenommen der Anbau) ausschließlich gewerblichen oder wissenschaftlichen Zwecken dient, die einen Missbrauch zu Rauschzwecken ausschließen,

c)   wenn sie als Schutzstreifen bei der Rübenzüchtung gepflanzt und vor der Blüte vernichtet werden,

d)   wenn sie von Unternehmen der Landwirtschaft angebaut werden, die die Voraussetzungen des § 1 Abs. 4 des Gesetzes über die Alterssicherung der Landwirte erfüllen, mit Ausnahme von Unternehmen der Forstwirtschaft, des Garten- und Weinbaus, der Fischzucht, der Teichwirtschaft, der Imkerei, der Binnenfischerei und der Wanderschäferei, oder die für eine Beihilfegewährung nach der Verordnung (EG) Nr. 73/2009 des Rates vom 19. Januar 2009 mit gemeinsamen Regeln für Direktzahlungen im Rahmen der gemeinsamen Agrarpolitik und mit bestimmten Stützungsregelungen für Inhaber landwirtschaftlicher Betriebe und zur Änderung der Verordnungen (EG) Nr. 1290/2005, (EG) Nr. 247/2006, (EG) Nr. 378/2007 sowie zur Aufhebung der Verordnung (EG) Nr. 1782/2003 (ABl. L 30 vom 31.1.2009, S. 16) in der jeweils geltenden Fassung in Betracht kommen und der Anbau ausschließlich aus zertifiziertem Saatgut von Sorten erfolgt, die am 15. März des Anbaujahres in dem in Artikel 10 der Verordnung (EG) Nr. 1120/2009 genannten gemeinsamen Sortenkatalog für landwirtschaftliche Pflanzenarten aufgeführt sind (Nutzhanf) oder

e)   zu den in den Anlagen II und III bezeichneten Zwecken -

-               **Cannabisharz**   -
(Haschisch, das
abgesonderte Harz
der zur Gattung
Cannabis
gehörenden
Pflanzen=)

Quelle: BtMG, 2015, S.46 - 47

Anhang 7 – Suchtmodell: das Aufklärungs- bzw. sozial-kognitives Modell

Das Aufklärungsmodell sieht die Verantwortung für die Suchtentstehung nicht bei den Betroffenen. Diese würden ausschließlich durch soziale Einflüsse, außerhalb des Patienten, in der Umwelt zu finden sein. Das Modell geht davon aus, dass es keine Spaltung zwischen gesund und krank gibt, die Übergänge seien fließend. Bei der Hilfe für Suchtkranke nach dem Aufklärungsmodell, werden auslösende und aufrechterhaltende Faktoren gesucht und bearbeitet. Es wird davon ausgegangen, dass jeder Mensch abhängig werden kann.

Quelle: BELL, 2014, S. 296-299

Anhang 8 – Suchtmodell: Kompensatorisches- bzw. Selbsthilfemodell

Das Selbsthilfemodell beinhaltet, dass die Betroffenen keinen Einfluss auf die Entstehung der Sucht haben. Abhängige sollen selbstverantwortlich mit dem Konsum umgehen. Dabei soll den Betroffenen, mithilfe des Medizinischen Suchtmodells, Beratung und Hilfe zu teil werden. Dieses Modell zeigt auf, dass die Verantwortung einer Verhaltensänderung ganz klar bei jeden Erkrankten selbst liegt und seine Bereitschaft dazu absolut notwendig ist. Der Betroffene nimmt selbst eine aktive Rolle im Prozess der Veränderung ein. Hier spielt die moralische Verantwortung der Betroffenen für ihre Angehörigen eine wichtige Rolle. Es geht dabei um Wiedergutmachung und Vermeidung neuer Schädigungen. Dieses Modell findet vor allem Anwendung in der Hilfe von SHG[40] der Anonymen Alkoholiker.

Quelle: BELL, 2014, S. 296-299

---

[40] Selbsthilfegruppe

Anhang 9 – Statistik: Rückfallquote

Tabelle 10: Art der Suchtmitteleinnahme (n = 148; davon 25 abstinent nach Rückfall, 123 rückfällig; Mehrfachnennungen möglich) - Halbjahreskatamnese

	n	Prozent
Alkohol	130	87,9
Cannabis, THC	84	56,8
Heroin, andere Opiate	77	52,0
Medikamente (Beruhigungs-/Schlafmittel, Schmerzmittel, Anregungsmittel)	62	41,9
Kokain, Crack	54	36,5
Amphetamine, andere Stimulanzien	30	20,4
Ecstasy, andere Designerdrogen	20	13,6
LSD, andere Halluzinogene	4	2,7
Andere psychotrope Substanzen	14	9,5

Quelle: Fachbeitrag FISCHER, MISSEL, NOWAK, Untersuchung Halbjahres- und Jahreskatamnese Sucht aktuell, 2007, S.41

Anhang 10 – Statistik: Rückfallgründe

Tabelle 11: Auslöser des Suchtmittelkonsums (n = 148, davon 25 abstinent nach Rückfall, 123 rückfällig; Mehrfachnennungen möglich) - Halbjahreskatamnese

	n	Prozent
Frustration, Enttäuschung	68	45,9
Unwiderstehliches Verlangen/Suchtdruck	53	35,8
Depression	52	35,1
Langeweile	51	34,5
Innere Spannung, Unruhe	49	33,1
Einsamkeit	49	33,1
In schwieriger Lebenssituation	49	33,1
Ärger	41	27,7
Angst	34	23,0
In Gesellschaft der Versuchung nicht widerstehen können	33	22,3
Gute Stimmung, Glücksgefühl	30	20,3
Stressgefühle	30	20,3
Nicht nein sagen können	29	19,6
Schlafschwierigkeiten	29	19,6
Konflikte mit anderen Personen	26	17,6
Überzeugung, kontrolliert Drogen konsumieren zu können	25	16,9
Entzugsähnliche Beschwerden	20	13,5
Hemmungen	17	11,5
Körperliche Schmerzen	8	5,4
Sonstige Situationen	22	14,9

Quelle: Fachbeitrag FISCHER, MISSEL, NOWAK, Untersuchung Halbjahres- und Jahreskatamnese Sucht aktuell, 2007, S. 42

Anhang 11 – Beispiel: Familiäre Einflussnahme

Am Beispiel illegaler Drogen kann einer der hierfür
verantwortlichen Mechanismen deutlich gemacht werden.
Folgende -tatsächlich oft vorliegende- "Anordnung" wäre
sich hier vorzustellen:
-Die Eltern gehen mit Alkohol und Medikamenten
(relativ) vernünftig um.
(So bieten sie einerseits kein "schlechtes
Beispiel", andererseits werden von den Kindern auch
keine negativen Auswirkungen von Suchtmittelmiß-
brauch wahrgenommen.)
- Die Eltern betonen sehr die materiellen und
leistungsbezogenen Gesichtspunkte des Lebens.
(Zu denken wäre hier an Eltern mit einem "eigenen
Geschäft", etwa (Klein-) Unternehmer, aber auch an
die Leistungsträger des "Wirtschaftswunders" in der
BRD allgemein. Folge ist meist, daß die Kinder
materiell gut versorgt, aber gefühlsmäßig vernach-
lässigt sind.) -
- Das jeweilige Kind erfährt und lernt hier, daß
Konsum und Leistung (allein) seine Bedürfnisse NICHT
befriedigen !
- Das Kind lernt jedoch keine grundsätzlich anderen
Lebenshaltungen als die seiner Eltern kennen. Die
Gefühlsbeeinflussung durch Konsum ist ihm also -trotz
Unbehagens daran- das einzig wirklich Vertraute.
Aus diesen Faktoren heraus kann es dann in Pubertät und
Jugend zu ganz bestimmten (Fehl-) entwicklungen kommen:
- Die Lebensweise und -Orientierung der Eltern wird
zunehmend abgelehnt.
- Diese Ablehnung erfolgt jedoch mit recht unklarer
und undeutlicher "Untermauerung", d.h. echte
Alternativen sind dem Jugendlichen nicht deutlich !
(Woher auch ?)
Eher durch Zufälligkeiten bestimmt, bieten sich nun dem
Jugendlichen scheinbare Alternativen an: die "Spät-
Hippie - Szene". Teile des "Punk - Milieus" oder
ähnliche Subkulturen, in denen unter anderem illegale
Drogen konsumiert werden. Es wirken diese "Szenen" (und
Drogen) faszinierend auf den Jugendlichen, da ja
zumindest äußerlich eine große "Andersartigkeit"
vorliegt.
Als wichtige Zwischenbemerkung bleibt an dieser Stelle
festzuhalten: Aus der puren Negation ("Verneinung") einer
Lebensführung entsteht noch lange keine eigene,
wirkliche und echte Alternative !
Doch kann der jeweilige Jugendliche dies natürlich in
seiner Situation nicht erkennen. Er "lebt" zunächst nur
seine (berechtigte!) Ablehnung dessen, was er als
unzureichend erkannt (bzw. "erfühlt") hat.
Doch gerade (auch) diese Jugendlichen werden nun schnell
abhängig, "Schnüffelstoffe" (wie Benzin, u.ä.), oder

(später) Heroin, sind hier Beispiele.
Natürlich tritt auch hier das Konsumprinzip "Verbrauche
mich, dann geht es Dir gut!" in Kraft - ja sogar in
stark zugespitzter Form. Doch wird dies nicht (oder zu
spät) erkannt - kommt doch dieses Konsumprinzip in einem
völlig "anderen Gewand" daher, als das der Eltern !

Quelle: TOMM-BUB, 1992, S. 110 - 111

Literaturverzeichnis

BARSCH, GUNDULA, Crystal-Meth, Einblicke in den Lebens- und Konsumalltag mit der Modedroge "Crystal", Merseburg, Papst Science Publishers 2014

BELL, ANDREAS, Philosophie der Sucht, Medizinethische Leitlinien für den Umgang mit Abhängigkeitskranken, Frankfurt am Main, Springer Verlag 2014

BILITZA, KLAUS WALTER, Suchttherapie und Sozialtherapie, Psychoanalytisches Grundwissen für die Praxis, Göttingen, Zürich, Vandenhoeck & Ruprecht, 1993

DEUTSCHE GESETZGEBUNG, BtMG, 1. Auflage, 2015

DILLING, HORST; FREYBERGER, HARALD J.; ICD-10 Klassifikationen psychischer Störungen, 7. Auflage, Bern, Verlag Hans Huber, 2014

ERHARDT, ELMAR; LEINEWEBER, HEINZ; Drogen und Kriminalität, BKA Forschungsreihe, Wiesbaden, 1993

FEUERLEIN, WILHELM; KÜFNER, HEINRICH; SOYKA, MICHAEL, Alkoholmissbrauch – Mißbrauch und Abhängigkeit, Entstehung – Folgen – Therapie, 5. Auflage, Stuttgart; New York, Georg Thieme Verlag, 1998

FISCHER, MARTINA; MISSEL, PETER; NOWAK, MANFRED; u.a. Fachbeitrag - Untersuchung Halbjahres- und Jahreskatamnese Sucht aktuell, 2007

FRÖHLICH, WERNER D., Wörterbuch Psychologie, 29. Auflage (Originalausgabe 1968), München, Deutscher Taschenbuchverlag GmbH, 2014

GROSS, WERNER, Sucht ohne Drogen, 2. Auflage, Frankfurt am Main, Fischer Verlag, 2003

LAMBERS, HELMUT, Theorien der sozialen Arbeit, 3. Auflage, Verlag Barbara Budrich, Opladen & Toronto, 2016

SCHILLING, JOHANNES; ZELLER, SUSANNE, Geschichte – Theroie – Profession, 5.Auflage, Ernst Reinhardt Verlag, München, 2012

TOMM-BUB, BURKHARD, Diplomarbeit, Gesellschaft – Sucht – Sozialarbeit, Norderstedt, GRIN Verlag, 1992

WOLF, JULIA, Dissertation, Auf dem Weg zu einer Ethik der Sucht, Stuttgart, 2003

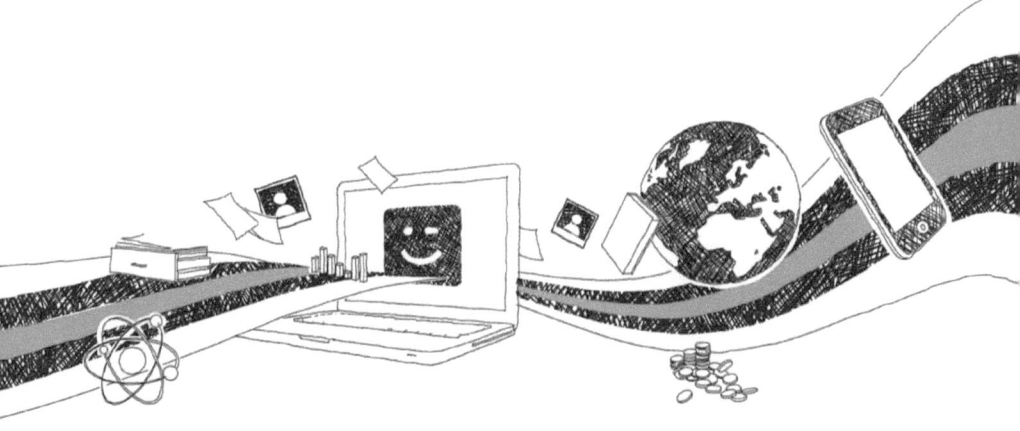
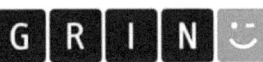